L'ACCOUCHEMENT

DANS

LA RACE JAUNE

PAR

ABEL HUREAU DE VILLENEUVE,

Docteur de la Faculté de Médecine de Paris,
ancien Élève de l'École pratique et des hôpitaux,
Secrétaire général de la Société orientale de France,
Membre titulaire de la Société d'anthropologie,
et de plusieurs autres Sociétés savantes.

望 *wang,* considère.

聞 *wèn,* écoute.

問 *wen,* interroge.

切 *thsieï,* touche.

Précepte tiré du *Sse-tsaï-san-chou,*
livre de médecine chinois.

PARIS

BENJAMIN DUPRAT, LIBRAIRE DE L'INSTITUT,
DE LA BIBLIOTHÈQUE IMPÉRIALE, DU SÉNAT ET DE LA SOCIÉTÉ ORIENTALE DE FRANCE,
rue du Cloître Saint-Benoît (rue Fontanes), 7, auprès du Musée de Cluny.

1863

DE

L'ACCOUCHEMENT

DANS LA RACE JAUNE

La race jaune est la plus nombreuse des races humaines ; elle occupe le Thibet, la Chine et la partie orientale de la presqu'île transgangétique. Cette péninsule est habitée par les rameaux birman, siamois et annamite, produits par son croisement avec la branche indienne.

Par son mélange avec la branche touranienne de la race caucasique, elle a peuplé la Sibérie orientale et la Corée ; elle a concouru à former une partie de la population du Japon. Un certain nombre des îles océaniennes est occupé par ses descendants plus ou moins mélangés avec la race malaise ou la branche polynésienne.

Son centre primitif paraît être la chaîne des monts Altaï ; ses caractères principaux sont : les pommettes saillantes, les yeux obliques, les cheveux constamment noirs et droits, la barbe peu épaisse et le teint variant du jaune au brun.

La branche sibérienne présente des caractères mixtes, ainsi que la branche indo-chinoise, remarquable par un teint plus foncé et des traits se rapprochant de la physionomie indienne.

Cependant, malgré les nuances qui séparent ces différentes familles, je les comprendrai, dans le courant de cette étude, sous les termes génériques de race jaune ou chinoise, car la plupart des faits qui se rapportent à la Chine sont applicables aux peuples qui ont reçu d'elle leur civilisation.

La religion dominante est le culte bouddhique, dont la divinité se nomme Fo en Chine, et Bouddha et Godama dans l'Indo-Chine. Le Bouddha n'est qu'une incarnation temporaire du Tien ou Taï-ki, *principe primordial infini.*

Cette religion, la plus répandue sur le globe, est remarquable par sa tolérance et la croyance à la mortalité de l'âme après plusieurs migrations.

Le culte de Kong-Fou-Tseu ou Confucius, très-répandu en Chine, est plutôt une croyance philosophique qu'une religion.

Enfin un grand nombre de musulmans et de bramanes pratiquent librement leur religion dans tous les pays mongols; quelques chrétiens se trouvent également sur les côtes de la Chine et de l'Indo-Chine.

Les femmes de la race jaune occupent, suivant les différents pays, des situations sociales fort différentes; mais, dans toutes les contrées, cette situation est plus élevée que chez les peuples musulmans.

La contrée qui favorise le moins les femmes est la Chine proprement dite. Dans plusieurs provinces de ce pays, les femmes de la haute classe subissent la mutilation des pieds, qui, comprimés dès l'enfance par des bandelettes, se replient en dessous et ne permettent plus qu'une marche difficile et oscillante, «semblable, disent les poëtes, aux mouvements d'un roseau balancé par le vent.»

Cette infirmité contraint les Chinoises riches à une immobilité presque constante.

La position des femmes au Japon est fort différente. Les jeunes filles y jouissent d'une entière liberté, et nul ne s'inquiète de leur

conduite; mais, une fois mariées, elles sont astreintes à une rigou-
reuse fidélité, dont l'infraction serait punie de mort.

Dans les pays indo-chinois les jeunes filles sont moins libres, mais
cependant en relations journalières avec les hommes.

Un usage fort bizarre existe même en Birmanie. Toutes les
femmes, mariées ou non, portent la robe ouverte par-devant, ainsi
que le sont nos robes de chambre, de telle sorte que lorsqu'elles
marchent, on voit apparaître leurs jambes nues.

Dans la race jaune, l'adultère chez les femmes est un fait rare.
Peut-être est-ce une conséquence des peines sévères qui punissent
ce crime. Peut-être est-ce un effet de l'éducation qui leur en a in-
spiré l'horreur dès l'enfance. Quoi qu'il en soit, il est certain que
les femmes chinoises sont en général pénétrées de leurs devoirs et
préfèrent souvent mourir que d'y manquer. On connaît le fait ar-
rivé à Ta-Kou. Après la prise de cette ville, plusieurs soldats vio-
lèrent des femmes qui y habitaient; une heure après, elles s'étaient
suicidées.

En dehors des signes ethnographiques connus, l'apparence exté-
rieure de la femme de race jaune est assez différente de celle de la
blanche. Les reliefs qui ornent les profils de la race caucasique sont
moins accentués dans la race jaune, c'est-à-dire que les formes ex-
térieures, sans être beaucoup plus fluettes, sont moins riches que
celles de nos femmes. Les seins, les hanches, les mollets, les cuisses,
sont moins volumineux et donnent aux lignes des membres une
uniformité bien plus grande. Je n'entends parler ici que de la femme
jeune, car les Chinoises âgées peuvent devenir obèses comme les
Européennes.

Parmi les études qui doivent occuper l'anthropologiste dans la
description de la race jaune, celle des opinions médicales d'une
agglomération si nombreuse d'hommes peut être considérée comme
l'une des plus intéressantes.

Il est en effet bien curieux de connaître les moyens employés par ces praticiens chinois qui jouissent dans toute l'Asie et jusqu'en Amérique d'une telle réputation, que souvent les Européens n'hésitent pas à se confier à leurs soins. Il serait aussi bien utile de connaître cette fameuse matière médicale des peuples de la race jaune, qui contient tant de corps dont les effets et la nature même sont ignorés de nous.

Il y a près de deux cents ans qu'André Clayer (1), publiant sous son nom les travaux du père Boym, fit connaître à l'Europe les éléments principaux de la médecine chinoise.

Plus tard le père Duhalde, recueillant et mettant en ordre les travaux des missionnaires jésuites, publia, dans ses *Institutions de la Chine* (2), des documents fort intéressants sur la médecine dans l'empire du Milieu.

Depuis le père Duhalde, peu de travaux originaux se sont produits. Je dois en excepter cependant la thèse de M. Abel de Rémusat (3) et celle de M. Albin Lepage qui en 1813 ajouta aux documents déjà connus les réponses au questionnaire envoyé en Chine par le Dr Sue.

Il faut noter aussi différents articles qui ont paru dans les *Annales de la propagation de la foi*, dans l'*Indo-Chinese gleaner*, le *Calcutta englishman* et le *Rangoon chronicle*.

Lorsqu'il y a trois ans la France organisait les préparatifs de la guerre de Chine, M. le baron Larrey demanda à M. Guillaume Pauthier de lui communiquer les documents qu'il pourrait avoir sur la médecine chinoise. M. Pauthier réunit dans une lettre succincte les connaissances qu'il croyait devoir être utiles à l'hygiène de l'armée.

---

(1) *Specimen médicinæ sinicæ, sive opuscula medica ad mentem Sinensium*, edidit Andræas Clayer, Hasso-Casselanus v. m. Licent. societ. Indiæ in Nova Batavia archiater; etc.; Francofurti, 1682, in-4°.

(2) *Institutions de la Chine*; Paris, 1736.

(3) *Dissertatio de glosso semiotice sive de signis quæ a lingua sumuntur præsertim apud Sinenses*; Paris, 1812.

C'est cette note qui a servi de guide à nos chirurgiens militaires. Je priai M. Pauthier de me permettre de lire cette note à la Société orientale et je la fis paraître en entier dans son bulletin (1).

L'envoi de l'expédition de Chine avait fait espérer l'augmentation de nos connaissances sur les sciences médicales des Chinois. Pourtant cette attente a été en partie trompée ; car peu de travaux importants ont paru depuis sur ce sujet ; j'excepterai pourtant le livre de M. le Dr William Lockart, qui a habité la Chine pendant vingt ans et nous a donné le résultat de ses observations dans un ouvrage intitulé : *The Medical missionary in China;* Londres , 1861. D'autre part les promesses faites par nos chirurgiens de l'armée et de la marine ont amené peu de résultats, car la plupart ont déclaré que les médecins de l'empire chinois étaient de la dernière ignorance et qu'il n'y avait rien à apprendre d'eux. Il faut citer comme exception à ce fait les *Lettres sur l'expédition de la Chine,* où M. le Dr Armand donne des documents curieux sur la médecine chinoise. Enfin, il y a très-peu de temps, M. le capitaine Dabry a fait paraître sous ce titre : *la Médecine chez les Chinois,* une compilation fort défectueuse (2).

Ainsi que je viens de le dire, deux opinions bien contraires se sont manifestées sur la valeur des médecins chinois : les uns, comme

---

(1) *Revue de l'Orient (Bulletin de la Société orientale)* publié sous la direction de MM. Dulaurier et Abel Hureau de Villeneuve ; janvier, 1860.

(2) M. Dabry, étranger à la médecine européenne, ne l'est pas moins à la médecine chinoise. Ignorant notre langue médicale, il se sert d'un terme anatomique pour un autre ; par exemple du mot *matrice* pour désigner les parties génitales externes , de telle sorte, que son ouvrage est tout à fait incompréhensible. De plus, voulant parler des moyens thérapeutiques, il donne le nom des médicaments en chinois, notion parfaitement inutile, puisqu'il n'existe pas de traité de matière médicale donnant les noms européens des drogues chinoises.

Cependant il est bon de connaître cet ouvrage, car les renseignements sur la médecine orientale sont si peu nombreux qu'on doit rechercher les documents de toute nature.

les voyageurs qui ont pénétré dans l'intérieur des terres, et, comme
le Dr Sue, qui a été en correspondance avec un fameux médecin de
ce pays, exaltent le talent de ces praticiens ; les autres, comme quelques-uns de nos chirurgiens de marine, les traitent avec un grand
mépris.

Cette divergence d'opinions est due à deux causes : la première
c'est que nous considérant, dans notre race, comme le beau idéal
de l'espèce, nous n'estimons les autres familles humaines que suivant qu'elles se rapprochent plus ou moins de nous. Il me semble
que nous devrions, au contraire, comprendre que ces peuples,
sans rapports directs avec nous depuis des milliers d'années, ont
sur des multitudes de choses des idées différentes des nôtres, et que
nous devons chercher chez eux non pas ce que nous possédons,
mais précisément ce que nous n'avons pas.

Une autre cause des appréciations différentes produites sur les
médecins chinois est l'organisation médicale dans l'extrême Orient.
En effet, l'exercice de notre profession y est libre et chacun peut
s'y livrer. Aussi un grand nombre de ceux qui veulent pratiquer
se contentent-ils de suivre les leçons d'un médecin, et, au bout
d'un certain temps, exercent pour leur propre compte ; on comprend ce que peuvent être les praticiens sortis d'une pareille école.

Ce sont eux que nos chirurgiens de marine ont rencontrés dans
les ports et d'après lesquels ils ont jugé le mérite médical de la
nation.

Mais, au-dessus de ces médecins sans diplôme, se trouvent placés
les élèves du collége impérial de Pe-King, qui, après avoir suivi les
cours pendant dix ans, reçoivent, s'il y a lieu, un brevet de capa-
cité ; ces savants portent le titre et le bouton de mandarin civil, à
divers degrés, suivant leur talent ; ils sont chargés de rédiger les
livres de médecine que fait paraître le gouvernement, et de classer
les traductions d'ouvrages européens qui paraissent fréquemment
dans l'Empire.

On comprend que ces dignitaires, retenus par le rang qu'ils oc-

cupent, n'aient pas cherché à se mettre en relation avec nos chirurgiens, et cependant, pour que nous puissions avoir une idée exacte
des principes les plus élevés de leur science, il serait bien utile de
pouvoir mettre ces hommes éminents en relation avec nos savants
Européens.

Ces rapports scientifiques seraient utiles non-seulement aux Chinois, heureux d'apprendre l'anatomie qu'ils ignorent, mais peut-
être bien aussi aux Européens, qui pourraient puiser dans la matière
médicale de l'Orient si variée et si riche en substances inconnues.

Les notions principales qui nous sont parvenues sur l'extrême
Orient sont dues soit à de grandes associations comme celles des missionnaires, soit à des corps savants comme les sociétés orientales de
France, de Londres, de Calcutta et de Philadelphie; c'est aussi par
l'intermédiaire de ces sociétés possédant des correspondants aux ex-
trémités du monde que bien des questions pourront être élucidées.

J'ai pensé devoir apporter ma pierre à cette entreprise en m'oc-
cupant de la médecine chinoise. La Société orientale de France
m'ayant fait l'honneur de me nommer son secrétaire général, j'ai
pu augmenter les relations que j'avais déjà en Orient.

Le savant sinologue, M. Guillaume Pauthier, m'a fourni des documents traduits par lui et présentant le plus grand intérêt.

M. le Dr Armand, médecin-major de la garde, qui a fait la campagne de Chine, a bien voulu me fournir des documents précieux
recueillis avec une grande science.

Enfin plusieurs hommes de race jaune, d'un esprit élevé et d'un
caractère distingué, avec lesquels je suis, à Paris, en relations journalières, m'ont fourni l'explication de bien des faits que les livres
seuls n'auraient pu me donner.

Entouré de pareils secours, j'ai cru pouvoir traiter une question
d'une difficulté si grande.

Un jour peut-être je chercherai à exposer les bases de la pathologie et de la thérapeutique chinoise; je veux seulement aujour-

d'hui parler de l'accouchement dans la race jaune, point bien peu
connu et cependant assez digne d'intérêt.

Je ne puis cependant aborder cette question sans expliquer les
principes généraux qui, dans l'extrême Orient, guident ceux qui
viennent au secours de leurs semblables dans la souffrance.

Les médecins philosophes de l'empire du milieu considèrent
l'homme comme l'image en petit du monde, ou un microscome, et
lui appliquent les mêmes lois que celles qui régissent l'univers. Le
monde est, suivant eux (1), sous l'influence d'un pouvoir suprême
d'ordre qu'ils nomment le suprême faîte ou principe primordial infini;
en chinois, *Taï-Ki*.

Ce n'est pas un être distinct de l'univers, doué d'attributs divins
ou de perfections morales, mais une sorte de loi immuable qui suit
son cours sans interruption. Ce pouvoir, dont les propriétés rap-
pellent l'*immanence*, admise par M. Littré en opposition avec la
transcendance des autres philosophes, est représenté par un cercle
complet ou un zéro.

Cependant, comme il semble difficile d'admettre que, dans la
création de l'univers, ce principe unique ait pu agir seul, ils croient
que, pour cet acte, le Taï-Ki s'est dédoublé et a formé un pouvoir
duel composé de deux principes opposés, nommés yang et yn, dont
la réunion est exprimée par un cercle coupé par la moitié.

Yang est le principe mâle, chaud, fort, actif, lumineux, supérieur
et en mouvement; *yn* est féminin, humide, faible, passif, obscur,
inférieur et inerte.

Ce système conserve le dualisme de presque toutes les philoso-
phies antiques, mais il rappelle de plus l'hermaphrodite des Grecs
et le viradj ou premier homme-femme des Indiens.

---

(1) Extrait de l'ouvrage impérial en 40 volumes, publié par cent membres de
l'académie de Pe-King, sous le titre de *I-tsoun Kin-Kien*, miroir d'or de la pratique médicale la plus approuvée.

En effet, les principes qui règlent le monde étant de même applicables à l'organisation humaine, la mise en rapport de ces deux principes amène la procréation et la reproduction indéfinie de l'espèce. Cependant, quoique l'homme soit un être lumineux et fort, et la femme un être obscur et faible, les deux principes opposés se trouvent réunis dans chaque être vivant ; l'excès de l'un ou de l'autre est la cause des différentes maladies et de la mort ; leur équilibre constitue la santé.

Ils se localisent même, puisque, dans une phlegmasie, c'est *yang*, le principe chaud et fort, qui s'empare de l'organe malade, tandis que, dans une hydropisie, c'est *yn*, le principe humide et faible, qui le domine.

Ici, comme on le voit, nous rentrons presque dans les théories scolastiques de sthénie et asthénie, en même temps que nous touchons aux théories humorales du dernier siècle.

Il résulte des données précédentes que le devoir des médecins est de maintenir et de rétablir l'équilibre des deux grands pouvoirs dans les différents organes.

Pour arriver à ce but, ils se servent de médicaments internes et externes répondant aux maladies internes ou externes. Les médicaments internes, bien qu'agissant sur l'ensemble de l'individu en pénétrant dans l'économie, semblent avoir des prédilections pour tel ou tel organe, et agissent spécialement sur lui ; c'est ce que nous reconnaissons nous-même dans l'action du quinquina sur la rate, de la belladone sur la pupille, etc.

Les Chinois ne semblent pas avoir pour l'emploi des substances de la nature des règles thérapeutiques bien posées ; ils en donnent sans doute, mais elles sont ou dérivées d'analogies systématiques ou fondées sur l'empirisme seul. Ils savent pourtant se servir de médicaments importants, tels que le gin-seng comme tonique, le minerai arsenical de fer comme fébrifuge, et, à petite dose, comme digestif, antigastralgique et engraissant, le mercure comme anti-syphilitique, le soufre comme antidartreux, l'opium comme calmant, la rhubarbe comme purgatif, etc. Ils prétendent guérir *tous* les cas de rage par l'emploi du *datura stramonium* à dose toxique, et se servent enfin d'un nombre immense de médicaments dont nous connaissons bien le nom chinois, mais qui n'ont pas été reconnus et classés par les savants européens.

Ainsi qu'on vient de le voir par cet exposé bien sommaire, les Chinois placent à côté d'une philosophie fort élevée des hypothèses puériles.

La privation de saines théories chimiques les a surtout arrêtés; mais ne soyons pas trop fiers de notre supériorité : qu'était chez nous la chimie il y a cent ans, et que ne devons-nous pas à ses progrès si rapides !

J'ai cherché à donner une idée de l'esprit scientifique et médical de la race jaune; mais je ne puis m'étendre ni sur les théories du pouls, observé d'une façon si patiente et même si pointilleuse, ni sur l'emploi méthodique de l'acupuncture et du moxa; ce sont d'ailleurs des questions suffisamment connues en Europe et qui sortent de mon sujet.

Chez les peuples de la race jaune, la pratique des accouchements est exclusivement réservée aux femmes; les médecins n'interviennent qu'exceptionnellement dans les cas graves où la vie est en danger.

Il n'y a cependant, à ma connaissance, ni en Chine, ni au Japon, ni dans l'Indo-Chine, d'école destinée à l'instruction des sages-femmes. Chaque accoucheuse est suivie d'une aide qui lui fait cortége, et porte ses aiguilles à acupuncture et les drogues destinées à soulager et à réconforter la patiente.

Au bout d'un certain temps de noviciat, ou bien l'aide se charge à son tour d'une clientèle particulière, ou elle reste attachée à une praticienne célèbre qui lui fait obtenir des bénéfices plus considérables que ceux qu'elle pourrait gagner par elle-même.

Le salaire des sages-femmes est relativement assez élevé; elles reçoivent une somme variable qui correspond à 4 ou 6 francs de notre monnaie.

Ces honoraires semblent, au premier abord, d'une mesquinerie ridicule, mais il faut comprendre que, dans l'extrême Orient, le rapport de l'argent aux salaires est bien différent de celui qui existe chez nous. En effet, un ouvrier manœuvre qui, dans notre pays, gagnerait environ 3 francs, reçoit, dans la Chine et l'Indo-Chine, 30 centimes environ ; avec cette somme, il peut suffire à tous ses besoins et nourrir sa femme et ses enfants.

Le médecin touche 60 centimes par visite chez les gens de fortune médiocre, et 1 franc chez les gens aisés; les praticiens en renom prennent seuls 2 francs par visite. On comprendra donc que 6 francs d'honoraires représentent une somme assez forte et qui peut quelquefois mettre une famille dans la gêne, puisqu'elle représente vingt journées d'ouvrier.

On appréciera facilement la cherté des accoucheuses lorsqu'on réfléchira que leur profession est libre, il est vrai, mais qu'elle est le monopole de leur sexe, et que sa valeur n'est pas dépréciée, comme en Europe, par la concurrence des médecins, à qui s'adresse la majorité des familles riches.

L'instruction des sages-femmes ne se fait pas seulement par apprentissage, elle est aussi dirigée par des livres dont la plupart sortent de l'imprimerie impériale de Pe-King.

Je citerai notamment l'ouvrage intitulé :

保 產 達 生 編

Pao-tsan-ta-seng-pien, dont le titre signifie, d'après la traduction que M. Pauthier a bien voulu en faire pour moi : *le livre qui enseigne à protéger la sortie du produit vivant* (1). Il porte pour épigraphe : *L'ignorance des sages-femmes peut causer la mort de leurs clientes.*

____

(1) Littéralement, avec la construction de la phrase chinoise: *Protéger, produit, sortie, vivant, livre.*

3

Je parlerai plusieurs fois de ce livre, dont divers extraits ont été traduits en anglais par M. le Dr Leonard Hegewald, médecin de Philadelphie.

Cet ouvrage, comme un certain nombre de livres chinois sur la médecine, est orné de planches sur bois représentant soit des figures d'anatomie, soit des séries de points où on peut appliquer l'acupuncture, le moxa ou le cong-fou.

Les figures d'anatomie sont fort curieuses par leur excentricité. On sait que le respect accordé aux morts est tellement développé en Orient, que l'ouverture des cadavres est défendue sous les peines les plus sévères. Aussi à peine quelques études ont-elles pu être faites sur des cadavres de suppliciés.

Les Chinois sont peut-être les gens les plus dessinateurs du monde, car ils représentent à leur manière tout ce qui tombe sous leurs yeux. Pourtant je n'ai jamais vu le dessin d'un squelette fait par eux. Ils ont dû en voir beaucoup, mais peut-être cette image leur est-elle désagréable (1). On ne trouve donc [pas de dessin représentant le bassin de la femme.

Il serait pourtant bien curieux pour nous de connaître les dimensions du bassin de la race jaune. Le Muséum possède un squelette chinois, mais c'est un homme, et on ne peut trouver de bassin de femme chinoise dans les collections de Paris ni de Londres. D'ailleurs la mensuration (2), pour produire des résultats sérieux, doit avoir

---

(1) Je dois dire cependant que M. le Dr Armand m'ayant fait voir une gravure qu'il a rapportée de Chine et qui enseigne les points où on peut faire l'acupuncture, j'ai observé, dans l'intérieur des membres représentés, des lignes qui paraissaient destinées à simuler le contour des os. Ces lignes ont la forme la plus étrange; je dirai, pour en donner une idée, que la jambe et l'avant-bras ne présentent chacun qu'un seul os, ce qui donne à supposer que les Chinois ne se doutent pas de l'existence du cubitus et du péroné.

Quant au bassin, on n'a même pas pensé à en dessiner le contour.

(2) M. le Dr Pruner Bey, si compétent en ce qui touche l'anatomie comparée

été faite sur un grand nombre de sujets, car si dans notre race
nous avons trouvé des variations considérables, il est probable
que nous en trouverons autant dans une race nouvellement
étudiée.

Quoi qu'il en soit, je dois présenter ici, sur l'anatomie comparée
du bassin dans les diverses races, quelques renseignements généraux. Le crâne et le bassin suivent dans leurs dimensions un paral-
lélisme constant ; en effet, la circonférence du crâne présente dans
la race blanche un ovale moyen, dans la race noire un ovale plus
allongé, et dans la race jaune un ovale plus raccourci et presque
rond. De même le bassin du nègre est allongé d'avant en arrière,
celui du Mongol est plus arrondi, celui du blanc est placé entre les
deux.

Le squelette d'homme chinois que possède le Muséum de Paris
présente dans les axes du bassin une amplitude considérable causée,
d'un côté, par une grande largeur latérale, et d'un autre côté,
par un effacement très-notable de l'angle sacro-vertébral qui augmente naturellement le diamètre antéro-postérieur. Malgré cette
disposition, le sacrum présente une remarquable incurvation. Je ne
puis conclure raisonnablement de la conformation d'un seul bassin
d'homme, à une multitude de bassins féminins ; mais, si les axes des
femmes chinoises suivent la proportion que semble indiquer le
squelette du Muséum, on peut comprendre la rareté des accidents
de couches dans la race jaune.

Si, dans leurs traités d'accouchements, les Chinois ont oublié la
description du squelette, ils n'ont pas omis la description des parties
internes.

---

des races humaines, m'a dit n'avoir jamais vu un bassin de Chinoise. Je m'en
suis enquis auprès de divers préparateurs d'anatomie, auprès des médecins de
l'armée revenant de Chine. On a rapporté des pieds de Chinoises, mais pas de
bassin.

Il paraît, du reste, que celui qui aurait cherché à s'en procurer se serait exposé
aux plus grands dangers.

On peut distinguer facilement le vagin et l'utérus, « semblable, dit la description, au bouton d'une fleur de nénuphar placé sur sa tige, » mais on ne peut reconnaître ni les trompes, ni les ovaires. dont l'auteur ignore du reste l'usage.

Les parties externes sont beaucoup plus fidèlement représentées, et cependant la membrane hymen n'y est pas décrite. Cet organe, si bien étudié chez nous au point de vue de la médecine légale, aurait-il échappé à l'observation de peuples dont la jalousie aurait pu y attacher une si grande importance? Je ne le crois pas. Les Chinois n'ont pas décrit l'hymen parce qu'il ne l'ont pas observé. On sait que les peuples de l'extrême Orient poussent très-loin le système des ablutions. Or les nourrices ont soin de laver scrupuleusement les organes des petites filles, qui, dans ces climats, se chargeraient de smegma solide. Elles cherchent à les nettoyer non-seulement extérieurement, mais intérieurement, et empêchent ainsi, par des ablutions répétées avec les doigts, la tension de la membrane qui devient infundibuliforme et finit par disparaître en partie. Du reste, cet usage n'est pas particulier aux femmes chinoises. On le trouve aussi dans l'Inde, et les jeunes filles d'Européens qui habitent les possessions anglaises ou hollandaises subissent souvent ce traitement de leurs nourrices indigènes.

Chez les femmes de la race jaune, la puberté est assez précoce. Il paraît que la moyenne est de 12 à 13 ans. Aussi les mariages se pratiquent-ils de bonne heure. On a exagéré en disant qu'on mariait les filles à 6 ans. Il est vrai que dans la Chine proprement dite, les fiançailles se font souvent à cet âge, et la jeune fille entre alors dans la maison de son mari, mais il faut ajouter que le mariage n'est consommé que lorsque la fille est complétement formée. Dans l'Indo-Chine, et surtout au Japon, les mariages se font plus tard, mais trop tôt cependant, car dans tous ces pays les femmes sont vite flétries. Aussi les Orientaux qui visitent l'Europe s'étonnent que chez nous le mariage ne soit permis qu'à 15 ans; il leur semble qu'à cet âge une femme devrait être mère. Ils ne comprennent pas non plus qu'on puisse rechercher les femmes de 30 ans, qui, suivant leur appréciation, doivent être trop âgées pour trouver à se marier.

La physiologie chinoise de la conception n'est fondée que sur des hypothèses, puisque l'anatomie ne l'a pas guidée, et cependant, malgré son obscurité, elle se rapproche quelque peu de la nôtre.

D'après cette théorie, le sperme, nommé *tsin*, pénètre dans le réservoir des enfants, ou *tsé kong*, où il trouve des germes présentant la forme de vésicules. Un de ces germes étant touché par le tsin est fécondé et commence à se développer. « Le premier mois, il ressemble à une goutte d'eau ; le second, à un bouton de rose ; le troisième, il s'allonge et présente une tête ; le quatrième, on voit les organes principaux apparaître ; le cinquième, les membres se montrent ; le sixième, les yeux et la bouche se dessinent ; le septième mois, il a une forme humaine et peut vivre, mais il ne se détache de sa mère que comme le fruit vert qui emporte, lorsqu'on l'arrache, une partie de la branche qui le porte ; pendant le huitième mois, l'enfant se perfectionne de telle sorte qu'au neuvième il est pareil à un fruit mûr qui ne demande qu'à tomber » (1).

Les termes vagues de cette description nous montrent que les Chinois n'ont pas plus fait la dissection de l'embryon que celle de la femme.

Leur explication de la formation des sexes repose sur leur théorie des principes yang et yn. Si le principe fort, *yang*, domine chez le mâle et le principe faible, *yn*, chez la femme, un mâle est produit ; au contraire une fille naît dans le cas inverse. » Je dois avouer que cette théorie toute chinoise a quelque rapport avec la loi résultant des statistiques de M. le Dr Girou de Buzareingnes.

D'après ces statistiques, dans le plus grand nombre des cas on verrait celui des deux parents qui présente le plus de force, de jeunesse et de santé donner son sexe au produit de la conception.

---

(1) *Pao-tsan-ta-seng-Pien.*

D'après la doctrine précédente, les femmes seraient chez les Chinois d'une meilleure santé que les hommes , puisqu'il naît en moyenne chez eux 5 filles contre 4 garçons, pendant que l'Europe produit plus de garçons que de filles.

C'est à cette différence dans la production des sexes qu'on attribue l'usage des concubines, mais c'est peut-être aussi la cause du peu de tendances belliqueuses des Chinois, puisqu'une guerre doit faire de bien plus grands vides dans une société où les mâles sont déjà en minorité.

Le *Pao-tsan-ta-seng-Pien* énumère différentes causes qui s'opposent à la fécondation ; elles dépendent soit de l'homme, soit de la femme. Ce sont chez l'homme les excès vénériens qui détruisent à la longue la sensibilité nerveuse, l'usage habituel du minerai arsenical de fer qui augmentant démesurément la quantité de graisse diminue de beaucoup l'énergie, l'usage du mercure qui détruit, prétend-il, la faculté génitale (fait peu prouvé), et enfin les pratiques exagérées du cong-fou.

Le cong-fou est une réunion de pratiques adoptées surtout par des sectaires nommés tao-tsee et destinées à abolir momentanément la sensibilité générale ou locale et à plonger l'adepte dans une sorte de sommeil extatique ; il sert de plus à guérir des douleurs de diverses natures.

C'est à peu près ce qu'on nomme en Europe l'hypnotisme ou très-improprement le magnétisme. Le cong-fou consiste principalement en diverses postures, manières de respirer et attouchements.

Le sujet doit être placé pendant un temps prolongé dans l'immobilité parfaite, le regard fixé sur un objet déterminé. La respiration doit être régulière et le plus souvent exécutée suivant la mesure donnée par une musique monotone. Alors il subit un massage léger ou des titillements pratiqués soit derrière les oreilles, autour du nez, sur les sourcils, soit dans diverses parties dont on veut abolir la sensibilité.

Je ne puis ici m'étendre davantage sur ce sujet, ni en donner une appréciation, mais je dois dire que le cong-fou est tellement passé dans les habitudes de la vie chinoise, que les barbiers eux-même en font usage pour diminuer l'ennui qu'ils causent à leurs pratiques en leur rasant la tête. Les voyageurs qui ont visité l'empire du Milieu ont vu les barbiers, qui travaillent en plein vent, faire asseoir leur client sur une petite chaise, lui caresser les oreilles, les tempes et les yeux ; et celui-ci, habitué à cet usage, se laisse aller à une douce somnolence pendant laquelle le barbier se livre aux interminables soins de sa toilette.

Le cong-fou est employé, par un grand nombre de médecins mongols, dans le traitement de diverses maladies ; il consiste alors surtout dans un attouchement prolongé de la partie malade ; mais les tao-tsee se livrent surtout à ces pratiques pour se procurer un sommeil qui leur est agréable et leur donne une idée anticipée du nirvâna ou sommeil éternel qui dans le bouddhisme est la récompense définitive des hommes vertueux. Dans ce but, ils se mettent à genoux l'un devant l'autre, respirent en mesure en se regardant la racine du nez, et tombent bientôt dans une torpeur étrange (1).

On peut comprendre que la répétition de ces pratiques énervantes ne diminue pas seulement la sensibilité au moment où elles sont faites, mais altère aussi l'énergie de l'individu qui s'y soumet. Il est donc facile d'admettre que les adeptes du cong-fou deviennent impuissants de très-bonne heure.

Les livres d'accouchements chinois ne parlent pas d'une des causes les plus fréquentes d'impuissance qui se montrent dans leur pays : l'usage de la fumée d'opium. On sait l'immense accroissement qu'a pris cette habitude sous l'influence funeste de la pression anglaise.

Beaucoup de personnes avaient cru que les Chinois employaient l'opium comme excitant des parties génitales ; le Dr Libermann (2) rectifie cette opinion :

---

(1) *Mémoires sur les Chinois,* t. IV, p. 441.
(2) *Les Fumeurs d'opium en Chine,* chez Rozier, éditeur.

«L'opium , dit-il , n'est pas un excitant direct des organes génitaux, il ne les stimule qu'indirectement. Dans les premiers temps,
pendant la période de l'excitation simple, le fumeur abuse souvent
de la femme et se livre aux excès les plus grands ; mais bientôt la
force génésique diminue sous l'influence de l'abus des pertes nerveuses qui sont le résultat de l'excitation narcotique. Les instincts
sexuels se pervertissent et l'on voit le fumeur se livrer aux pratiques
les plus honteuses et les plus dépravées. Au bout d'un certain temps,
ces pratiques mêmes ne suffisent plus pour réveiller ses sens énervés, et peu à peu il ne lui reste plus qu'une imagination salie et
malade que ne peuvent plus servir des organes épuisés et sans force.
La perte de la puissance génésique est un fait constant dans le narcotisme chronique. La plupart des fumeurs que j'ai observés dans
cette période avaient depuis longtemps renoncé aux plaisirs vénériens, à cause de l'impuissance dont ils étaient frappés ; ils n'éprouvaient en général aucune sensation voluptueuse dans le contact ou
l'approche de la femme ; le pénis était flasque, et chez beaucoup
d'eux, les testicules atrophiés. Souvent, l'action de l'opium ne s'arrête pas à la seule énervation des organes sexuels, elle produit encore quelquefois des maladies graves de l'appareil génital.

«La spermatorrhée est très-fréquente chez les fumeurs ; c'est une
spermatorrhée atonique résultant de la double influence de l'abus
du plaisir et de la faiblesse nerveuse produite par l'opium ; ces
spermatorrhées sont d'autant plus graves qu'elles ajoutent une
cause de débilitation de plus à celles qui existent déjà dans ces constitutions délabrées.

«Ces résultats de l'observation peuvent paraître singuliers quand
on examine la densité de la population et le grand nombre d'enfants qui pullulent dans les villes et les villages chinois. Mais nous
ferons remarquer que l'habitude de fumer n'existe en Chine que depuis une centaine d'années, et que par conséquent elle n'a pu encore influer d'une manière sensible sur le chiffre de la population.
Quant au nombre des enfants, il faut observer qu'on se marie de

fort bonne heure, vers l'âge de 17 à 18 ans, et que généralement on ne commence à fumer que vers l'âge de 20 à 25 ans; que par conséquent il existe un laps de temps assez considérable entre le mariage et l'habitude narcotique qui enlève la puissance génésique. »

Je viens de passer en revue les causes qui produisent l'impuissance chez les Chinois.

A ces causes sont opposées des quantités innombrables de médicaments, car la médication aphrodisiaque est en Chine de la plus grande richesse. Je ne veux pas dire par là qu'elle soit de la plus grande efficacité.

Les causes de la stérilité chez la femme sont :

1° Les excès amoureux ;

2° L'obésité, qui, disent les auteurs, augmentant le volume de parties internes, y empêche l'introduction du sperme ;

3° Diverses maladies, telles que leucorrhées, vices de menstruation, descentes, etc. Ils admettent encore un grand nombre de causes de stérilité, comme la maigreur extrême, l'excès de bile, et leur opposent une pharmacopée entière. Malheureusement je ne connais que les noms chinois des médicaments, et je ne puis dire à quelles substances ils répondent.

Bien que les sages-femmes chinoises connaissent assez mal la physiologie de la grossesse, elles prétendent la diagnostiquer avec facilité.

Elles se servent du toucher vaginal et des signes rationnels, mais elles attachent une grande importance aux indices fournis par le pouls.

Tout le monde a entendu parler du talent merveilleux que les médecins chinois acquièrent dans la connaissance du pouls ; on sait de plus qu'ils le tâtent aux deux mains, et souvent avec un instrument qui, agissant à peu près comme nos sphygmographes modernes, dessine sur une feuille de papier les ondulations sanguines.

Cleyer nous a appris, dans son *Secret du pouls*, combien de distinctions infinies les médecins chinois admettent dans l'état des pulsations artérielles qu'ils observent non-seulement à l'avant-bras, mais dans tous les points où elles sont sensibles. Ils les divisent d'abord en plusieurs grandes classes : les pouls qui répondent aux organes internes, ceux qui répondent aux organes externes, ceux des grandes voies de communication et les pouls mortels. Chacune de ces classes contient un certain nombre d'ordres qui se subdivisent encore.

Quoique les habitants de l'extrême Orient aient mis dans cette étude une patience étonnante et qu'ils aient observé certains faits justes, il faut avouer que les distinctions qu'ils admettent sont inappréciables pour nous. Quoi qu'il en soit, ils placent sur l'artère trois doigts qui répondent à trois points nommés *tsüen tché* et *kouan*, et attachent une grande importance à la sensation spéciale formée par chacun des doigts.

Ils n'observent la quantité de pulsations que d'une manière fort imparfaite, puisqu'ils admettent comme base unique de leur observation le nombre de coups frappés par l'artère entre deux inspirations.

Le pouls des femmes a été étudié avec soin ; il doit, en bonne santé, être plein au point *tché* et être plus fort au bras droit qu'au bras gauche ; si on le trouve petit, aigre et superficiel, il y a dérangement dans la menstruation ; si le pouls est profond et faible au point tché, les règles sont trop abondantes ; s'il est profond, précipité, aigre, elles sont en avance ; s'il est profond et lent, elles sont en retard ; s'il est petit, aigre, superficiel, les règles sont insuffisantes ; enfin, s'il est profond et faible, c'est qu'elles sont supprimées. Si une femme en bonne santé a le pouls régulier et profond avec un arrêt de menstruation, elle est enceinte ; on a encore une preuve de plus si le point tché est plus fort qu'à l'ordinaire ; si le pouls inférieur est glissant et regorgeant au poignet droit, elle est enceinte d'une fille ; si on trouve les mêmes signes à la main gauche, elle aura un garçon ; enfin , si on les trouve aux deux mains, elle aura deux enfants.

On diagnostique par des moyens analogues l'âge de la grossesse, et on pronostique les résultats heureux ou funestes de l'accouchement.

Je ne puis continuer l'énumération de ces signes, car elle est d'une longueur incroyable et deviendrait vite fastidieuse pour les lecteurs européens. On y voit un mélange bizarre de vérités et d'erreurs mêlées comme à plaisir, et qui, considérées seules, donneraient une singulière idée de l'esprit scientifique de la race jaune. Cependant l'intérêt qui s'attache à ces questions pourrait dignement entraîner des observateurs à répéter une grande partie de ces expériences, car il serait bien curieux de savoir si, au moyen du pouls, on peut reconnaître la grossesse dès le premier mois, ou même si l'on peut déterminer le sexe de l'enfant.

Quelques-unes de ces expériences ont été faites en France ; mais leur petit nombre et la longueur du temps nécessaire pour leur confirmation les empêchent d'être concluantes.

Peut-être aussi manquons-nous de la finesse de tact qu'exige une semblable appréciation, et qui ne peut se développer que par une longue expérience.

Les fausses couches paraissent très-fréquentes en Chine, et l'une des préoccupations les plus grandes du *Pao-tsan-ta-seng-Pien* est le soin de les prévenir. Cependant les femmes pauvres, soumises à des travaux actifs, y sont peu sujettes, et on sait que les femmes remplissent dans l'extrême Orient un grand nombre de professions qui sont chez nous réservées aux hommes. Je citerai spécialement le métier de batelières, qui est rempli par des femmes à Canton, à Chang-Haï et dans toutes les villes maritimes.

Il semblerait que les accidents qui peuvent arriver souvent dans la direction de bateaux aussi lourds que les jonques, et par suite dés efforts que cause le maniement de la gaffe dont on se sert pour les faire mouvoir, doivent amener des avortements. Il n'en est rien pourtant, et les batelières qui couvrent par centaines de mille les rivières de l'empire des Fleurs sont connues pour être moins sujettes que d'autres à éprouver des fausses couches. On le comprend du reste, quand on pense que l'exercice et l'exposition au soleil et au grand air sont d'excellents moyens prophylactiques de cet accident.

Je dois dire que les femmes riches se trouvent, en Chine, dans des conditions bien différentes.

La déformation des pieds, qui leur est imposée par la jalousie anticipée de leurs maris, les contraint à une immobilité presque constante. Aussi, enfermées dans le gynécée, voyant très-peu de monde, n'ayant d'autre distraction que la culture des fleurs, la lecture des romans et le soin de certains animaux de luxe, elles se livrent avec fureur aux plaisirs solitaires.

Les marchands de curiosités ont apporté en France de nombreux échantillons des instruments raffinés qui servent à cet usage ; je ne veux donc pas en parler, mais je ne puis manquer de décrire un instrument nommé *hérisson*, employé par la lubricité des maris, et dont l'usage amène les plus déplorables résultats, car il est une cause très-fréquente d'avortement.

Herinaceus pennæ anserinæ breviore barbâ confectus est.

Hæc barba pennæ caule evulsa in annulum barbillas hirsutas extrinsectùs præbentem, volvitur.

Annulo clauso, fila xynila argento tecta singulam barbillam ab aliis separant. Instrumentum tunc simile est millo aut collari clavis erectis munito.

« Hic annulus hirsutus in sulco, qui glandem et præputium interjacet, inseritur. Frictiones per coitum productæ magnum mucosæ membranæ vaginalis turgorem ac simul hujus cuniculi coarctationem tam maritis salacibus quæritatam, afferunt.

D'après les conseils d'hygiène donnés aux jeunes époux, cet instrument ne doit pas être employé lorsque la femme est enceinte , car la turgescence de la muqueuse amène fréquemment des hémorrhagies nuisibles au produit de la conception. Mais, contrairement à ce singulier avis, ce moyen est fréquemment employé pour produire l'avortement dans un but coupable.

Lorsqu'une maladie d'une nature quelconque apparaît chez une femme enceinte, les Chinois se gardent bien d'employer chez elle les médicaments qui réussissent dans l'état normal ; ils croient que la nature de la femme en état de gestation se trouve complétement renversée : aussi emploient-ils pour elle un formulaire différent. Je ne crois pas utile de rapporter ici les formules chinoises. La grande majorité des médicaments qui y figurent nous est inconnue et leur nomenclature ne pourra être avantageuse que lorsqu'ils auront été analysés et classés par les thérapeutistes européens. Cependant quelques-uns des remèdes employés chez les femmes grosses sont connus de nous ; ce sont pour la plupart des toniques, comme le ginseng ; des apéritifs , comme le poivre et le gingembre ; des purgatifs , comme la rhubarbe.

La question des vomissements incoercibles de la grossesse ne paraît guère inquiéter les Chinois. Le sulfure de fer arsénié natif dont ils se servent comme apéritif est, suivant eux, un très-bon remède contre les vomissements des femmes enceintes. Ils emploient aussi , mais à moindre dose, l'acide arsénieux , qu'ils considèrent, de plus, comme spécifique de la fièvre intermittente et qu'ils préfèrent au quinquina.

La saignée est quelquefois pratiquée pendant la grossesse. Cette opération, qui a été introduite par les missionnaires , se nomme *le remède des étrangers.* Lorsqu'une saignée doit être pratiquée chez une femme enceinte , on considérerait comme inconvenant de voir un médecin s'en charger. Il est vrai que cette croyance est entretenue avec soin par les sages-femmes , naturellement intéressées à son maintien.

Cette opinion doit avoir des résultats très-funestes ; car, si l'on

considère les accidents qui arrivent tout en prenant des précautions
sages, on doit supposer que des femmes dont l'éducation est fort insuffisante et dont l'ignorance anatomique est absolue doivent causer
bien des malheurs.

Je ne puis oublier de parler de l'acupuncture employée dans les
indispositions de la grossesse. Lorsque la femme enceinte éprouve
des douleurs dans la matrice ou dans les lombes, la sage-femme enfonce ses longues aiguilles dans la partie douloureuse ; elle les fait
pénétrer volontairement dans la cavité utérine, et même, lorsque le
fœtus est trop remuant, elle le pique pour le calmer. Ces moyens sont
trop étranges pour qu'on prenne la peine de s'y arrêter.

Les bains d'eau froide et d'eau de mer sont employés comme toniques pendant la grossesse ; cependant, dans certaines contrées, on
craint de mouiller les femmes grosses. Dans l'empire birman, par
exemple, le premier jour de l'année se célèbre par de grandes fêtes,
et on manifeste sa joie en jetant de l'eau à tous ceux qui passent dans
la rue. Personne, quel que soit son rang, ne peut se fâcher de cette
plaisanterie, si ce n'est les femmes enceintes, qui indiquent par un
signe qu'elles veulent être respectées.

Lorsque la femme approche du terme de la grossesse, les accoucheuses savent fort bien déterminer à quel moment aura lieu l'accouchement. Elles se fondent, comme nous, sur l'amincissement, le raccourcissement et la souplesse du col ; elles prétendent confirmer leur
opinion au moyen des signes fournis par le pouls.

Quand les premières douleurs apparaissent, on fait venir la sage-femme, qui arrive suivie de son aide. Plusieurs amies de la famille se
joignent à elle ; mais aucun homme n'est admis à entrer, pas même
le mari ou le médecin ordinaire, à moins qu'il n'y ait danger de
mort.

L'accoucheuse veille à ce que les gens de la maison ne fassent aucun bruit ; elle recommande le silence et dépose sur un meuble les
nombreux remèdes qu'elle a fait apporter avec elle.

Elle reconnaît alors la présentation de l'enfant.

Les Chinois admettent cinq présentations : la tête, les bras, le corps, les fesses et les jambes. Ils ne semblent pas attacher d'importance aux diverses positions, car je n'ai rien trouvé qui s'y rapporte. Ils doivent bien supposer cependant que l'enfant, tout en présentant au col une partie quelconque, peut être tourné dans plusieurs sens différents, mais il est probable que leur ignorance de l'anatomie du bassin ne leur a pas permis de sentir toute l'utilité de semblables préoccupations ; peut-être aussi la forme arrondie du bassin de la race jaune rend-elle moins importante la connaissance des positions.

Les sages-femmes prétendent pronostiquer par l'inspection du visage le résultat probable de l'accouchement.

Si le visage de la femme est rouge et la langue pourpre, l'enfant mourra et la mère sera sauvée ; si la face est pourpre et la langue rouge, la mère mourra et l'enfant naîtra vivant ; si les deux sont pourpres, la mère et l'enfant seront sauvés ; s'ils sont rouges, tous deux périront.

Voilà de fort jolis pronostics, mais leur absolutisme même montre leur mince valeur au point de vue de la vérité.

La sage-femme, ayant reconnu la présentation et pronostiqué le résultat de l'accouchement, fait marcher la patiente, puis la fait tenir debout, immobile et les bras élevés ; enfin, quand les grandes douleurs apparaissent, elle la fait placer dans l'attitude usitée dans ce pays pour la parturition. Cette position constitue l'un des points les plus intéressants de l'étude des accouchements dans la race jaune.

On sait que les Françaises accouchent sur un petit lit, étendues sur le dos, les cuisses écartées et relevées ; les Anglaises au contraire se placent sur le côté, les jambes réunies et pliées ; les Allemandes s'étendent sur un grand lit à pédales, assez semblable à nos lits à spéculum ; les Espagnoles se servent souvent d'une sorte de fauteuil ouvert par-devant ; enfin les Polynésiennes s'accroupissent comme pour la défécation.

La plupart des femmes de race jaune accouchent à genoux.

La patiente se tient verticalement appuyée sur les genoux pliés et écartés ; les mains, placées sur les cuisses, fournissent en avant un point d'appui au corps, qui est du reste maintenu en arrière par l'aide-sage-femme, qui est assise et soutient les aisselles avec ses mains, en donnant sur sa poitrine un appui à la tête. Pendant ce temps, l'accoucheuse, placée en avant, un genou en terre, peut manœuvrer avec assez de facilité dans l'espace laissé libre entre les cuisses.

Cette position nous paraît bizarre au premier abord, et cependant elle ne présente rien de bien extraordinaire ; en effet, il n'est pas rare que dans nos pays mêmes, des paysannes, éprouvant les douleurs de l'enfantement, seules au milieu de la campagne, adoptent cette attitude pour se délivrer elles-mêmes. De plus, elle offre une certaine ressemblance avec la position adoptée naturellement par les grands quadrupèdes, tels que la jument, l'ânesse et la vache.

Cependant cette méthode offre des avantages et des inconvénients que je vais énoncer.

Il est certain que la position presque verticale est plus fatigante, pour un temps prolongé, que le décubitus dorsal ; mais cet inconvénient est supprimé en grande partie par l'appui trouvé dans le giron de l'aide, qui soutient les aisselles avec ses bras passés au devant de la poitrine. D'ailleurs la situation même diminue la longueur du travail, en permettant à la patiente d'aider les contractions utérines par une action plus énergique des muscles de l'abdomen ; de plus, le poids de l'enfant, qui, par sa pression, constitue un obstacle dans le décubitus, tend au contraire, dans la méthode mongole, à aider son expulsion. Je ne puis oublier de dire que la position verticale empêche ces repos trop prolongés causés par la paresse de beaucoup de femmes, et que les accoucheurs cherchent à éviter par des excitations et des encouragements continuels ; enfin elle rend plus rare un accident fort désagréable, la déchirure du périnée. En effet, lorsque, dans la méthode française, la tête cherche à franchir la vulve, son poids s'applique sur la face postérieure du vagin, qui reçoit ainsi la résultante presque complète des efforts de la matrice; aussi le périnée, très-aminci, se trouve presque forcément déchiré si l'accoucheur ne prend le soin de le soutenir et de relever la tête à travers ses parois. Ce soin très-fatigant, que nous prenons en France, se trouve tout simplement rempli par la nature même dans la méthode mongole; car le fœtus, suivant régulièrement les axes du vagin, n'a aucune tendance à s'appliquer davantage en arrière qu'en avant, et exerce une égale pression sur tout le pourtour de la vulve, qui, présentant une dilatabilité extrême, se distend sur tous ses points.

Au premier abord, on pourrait craindre que la méthode mongole ne cause fréquemment des chutes de matrice. Assurément, si, lorsque l'utérus est vidé, on laissait l'accouchée longtemps à genoux, on pourrait redouter cet accident; mais il n'en est pas ainsi, et tant que la matrice est pleine, son volume même la défend contre le prolapsus.

Je crois donc que la position que je viens de décrire mérite d'être étudiée et je pense qu'en l'employant on arriverait à diminuer la longueur du travail.

La méthode mongole n'est pas uniquement constituée par la position de la femme, elle se complète par les inhalations de vapeur et la pratique du cong-fou.

Dès que la patiente a été placée à genoux, on met entre ses jambes, étendues sur une natte fine, une brique chauffée dans un foyer voisin. Les jambes sont protégées de la brûlure par de petites planchettes inclinées. La brique est placée assez en arrière pour ne pas gêner les manœuvres de l'accoucheuse. Alors une aide verse sur cette brique chaude de l'eau pure ou chargée d'essences aromatiques; cette eau s'évapore et monte vers la vulve en suivant la direction des planchettes inclinées. On forme ainsi autour de la femme une atmosphère de vapeur entretenue chaude par plusieurs feux allumés dans la pièce. Je dois faire observer que le costume, se composant d'une sorte de camisole et d'une jupe fendue par-devant, permet à la patiente de rester presque complétement vêtue.

La température élevée qui entoure les femmes jaunes pendant la parturition augmente puissamment les contractions utérines, et leurs médecins considèrent la sueur abondante qui l'accompagne comme un préservatif des inflammations internes causées, suivant eux, par le refroidissement de l'accouchée pendant le travail. Je n'ai pas vu dans les ouvrages sur cette matière que cette grande chaleur cause plus souvent que chez nous l'hémorrhagie après l'accouchement.

Je ne puis passer sous silence l'un des principaux talents de la sage-femme mongole, la pratique du cong-fou pendant le travail.

J'ai déjà dit que le cong-fou était employé pour calmer les douleurs et consistait en un massage léger, en titillements, en pressions, en chatouillements et en caresses faites avec l'extrémité des doigts. La sage-femme doit employer pendant le travail ces pratiques qui, faites d'une façon méthodique, trompent les souffrances en même temps qu'elles excitent les contractions. Elles ne se contentent donc pas, comme chez nous, de frictionner l'abdomen avec la main, elles touchent aussi les aines, les lombes, les hypochondres et la région diaphragmatique. Grâce à ces attouchements tantôt réguliers, tantôt inattendus, accompagnés de respirations faites par la patiente au commandement et en mesure, on prétend que les femmes chinoises n'éprouvent que très-peu de douleurs en accouchant.

On a souvent cherché dans nos contrées à abolir ou à diminuer les douleurs pendant la parturition. On a essayé l'anesthésie générale avec de très-petites doses de chloroforme, l'anesthésie locale au moyen du chloroforme ou de l'acide carbonique. Je ne crois pas que ces procédés aient donné de bons résultats; d'ailleurs le danger qu'ils présentaient sur la mère ou sur l'enfant, et la crainte de prolonger le travail devaient les faire écarter. Maintenant que la théorie des actions réflexes a pu expliquer bien des faits jadis incompréhensibles, pourquoi n'essayerait-on pas si l'excitation nerveuse produite sur différentes parties du corps ne pourrait pas diminuer les affreuses douleurs de l'enfantement?

Je viens de décrire l'accouchement tel qu'il se passe d'une façon normale, mais les diverses présentations peuvent modifier sa marche.

Les Chinois admettent que les présentations de la tête et des pieds sont les préférables, et conseillent aux accoucheurs de ramener les autres à celles-là.

Mais quelles sont les règles à suivre? C'est ce que je n'ai pu découvrir. Il est probable que la sagacité et l'expérience de l'opératrice sont chargées d'y suffire, mais ce sont de faibles chances de succès, surtout lorsqu'on n'a pas déterminé préalablement les rapports de position qui existent entre la mère et l'enfant. Quelques cas de manœuvres sont cependant décrits, mais vaguement et d'une manière confuse; telles sont celles qu'on doit exécuter dans les cas de présentation d'une main ou d'un pied.

Quoi qu'il en soit, dès que les accoucheuses voient survenir un retard, elles gorgent leurs clientes d'une multitude de médicaments très-actifs, pensent-elles, trop actifs peut-être, puisque le *Pao-tsanta-seng-Pien* leur reproche de causer ainsi la mort de beaucoup de femmes.

Je n'ai trouvé nulle part de considérations sur les obstacles apportés par les vices de conformation, et cela est facile à comprendre, puisque l'anatomie n'a pas enseigné aux Chinois cette cause importante.

On dit seulement que lorsque malgré tous les efforts, l'accouchement ne se termine pas, et que l'enfant vient à mourir, on devra essayer de l'extraire au moyen du crochet, et s'il résiste, on devra couper les membres et briser les os. Cela est facile à dire; mais par quels moyens, et avec quels instruments fait-on cette opération? C'est ce que je ne puis indiquer.

J'ai cherché vainement la description de l'opération césarienne, et je crois qu'elle n'a jamais été faite en raison de l'aversion des

Chinois pour les opérations sanglantes, et surtout la raison de leur ignorance anatomique qui les priverait de tout guide. Je dois dire de plus que les Chinois n'ont que des instruments de chirurgie détestables, ce qui les empêche de faire aucune de nos grandes opérations.

La délivrance et les premiers soins donnés à l'enfant sont identiques à ce qui est en usage en Europe ; mais après la délivrance, la femme est couchée le bassin élevé, les jambes un peu pliées, et on lui fait boire une petite tasse d'urine d'enfant, mêlée avec une certaine quantité d'eau-de-vie de sorgho , nommée *chao-tsiou*. On lui recommande de ne pas dormir pendant un certain temps, et de ne fermer les yeux que lentement et à des espaces éloignés. Je crois que cette recommandation vient d'une remarque assez juste qu'on a dû faire, mais dont on n'a pas tiré de justes conséquences. En effet, les pertes utérines amènent souvent des syncopes qui simulent un assoupissement profond. Les Chinois auront pris pour une cause ce qui n'était que l'effet, et c'est ainsi qu'ils ont défendu le sommeil à la nouvelle accouchée.

Lorsque le calme est rétabli, la chambre doit être purifiée par la vapeur de vinaigre bouillant. Si la femme s'évanouissait, on lui placerait sous le nez du vinaigre contenant de l'ail coupé par tranches.

On empêche avec soin que des courants d'air se fassent dans la chambre, et on évite les refroidissements.

Les soins qui suivent la délivrance ne m'ont rien présenté de particulier, si ce n'est quelques conseils sans importance, comme la défense de manger pendant un mois des œufs ou de la viande de porc.

L'usage de l'allaitement des enfants par des nourrices étrangères est un fait assez rare, excepté chez les femmes d'un haut rang, et dans ce cas la nourrice reste dans la maison; mais la profession de nourrice ne semble pas organisée comme elle l'est en Europe.

Les Chinois ont l'habitude d'emmailloter leurs enfants comme on le fait en Europe. Cependant je dois citer un usage assez bizarre qu'on rencontre dans le Turkestan chinois. Les peuplades demi-sauvages qui habitent ces contrées ont l'habitude de coucher leurs enfants dans un trou peu profond, rempli de sable, où ils se remuent librement. Il me semble qu'un grave inconvénient de cette méthode est la facilité que les enfants doivent avoir à s'étouffer en se mettant du sable dans la bouche. Les batelières des fleuves de Chine portent leurs enfants sur leur dos au moyen d'une lanière passée au devant du corps, et elles conduisent leur barque sans paraître gênées beaucoup par leur fardeau.

Les auteurs chinois décrivent un grand nombre de maladies qui suivent la grossesse ; j'avoue qu'en général j'y ai compris bien peu de chose et que je n'oserais donner une appréciation de cette pathologie et encore moins de la thérapeutique qui l'accompagne.

Je ferai pourtant une exception pour la péritonite et les abcès du sein. Les Chinois pensent que la péritonite est causée par un refroidissement pendant le travail, et prétendent que la femme n'a pas été *assez cuite*. Quant aux abcès du sein qu'ils attribuent également au froid, ils les traitent par l'acupuncture.

Les maladies de la première enfance semblent être à peu près les mêmes qu'en Europe. On sait que la variole est très-répandue en Chine, où on avait, dès une époque très-éloignée, cherché à amoindrir ses effets au moyen de l'inoculation. Les missionnaires ont introduit la vaccine qui a été reçue avec grande faveur, et est maintenant pratiquée par tous les médecins instruits de l'empire du milieu.

Le rachitisme a été le sujet de nombreuses discussions. Les uns ont prétendu qu'il n'existait pas en Chine et que son absence était due à l'habitude de boire du thé ; les autres ont déclaré qu'il était bien plus fréquent que dans l'Europe. Par suite des rapports les

plus modernes, il est certain que le rachitisme existe d'une façon
très-étendue ; aucune statistique n'a pu être faite, cependant il semble démontré que si cette maladie est moins répandue qu'en Tur-
quie, par exemple, elle l'est du reste autant que chez nous. Cependant on doit admettre aussi qu'elle était bien moins fréquente il y
a deux siècles, lors des premiers travaux sur la médecine chinoise.

M. le Dr Libermann attribue une partie des cas de rachitisme qu'il
a pu observer aux suites des débauches d'opium commises par le
père. Je ne puis méconnaître cette cause, mais il faut avouer aussi
que dans des contrées orientales où on ne fume pas d'opium, on
observe aussi des cas de rachitisme nombreux.

Je ne puis quitter la question de l'accouchement sans parler de
l'infanticide. On nous a représenté bien souvent la destruction des
enfants comme étant en Chine un acte publiquement toléré et prévu.

En effet, il y a cent ans environ, quelques voyageurs avaient observé que des enfants avaient été jetés sur la voie publique, et que
la police les avait fait enlever. Les rapports des voyageurs plus modernes ont établi que l'infanticide et l'exposition des enfants étaient
fréquents sans doute, mais qu'ils ne semblaient pas l'être beaucoup
plus que chez nous où ils sont, hélas ! trop répandus. M. Pauthier,
dans son livre intitulé : *la Chine moderne*, a traité cette question
avec un grand savoir, et je conseille à ceux qui veulent l'élucider de
se reporter à ce livre. Je dois ajouter qu'il existe en Chine des lois
qui punissent l'infanticide, mais qu'il n'y en a pas qui punissent l'a-
vortement.

Tels sont les documents principaux que m'ont fournis les livres
chinois et les renseignements donnés par des Mongols eux-mêmes.
Ils considèrent, en somme, l'accouchement comme une opération
en général peu grave, mais qui l'était encore moins dans les temps
anciens.

Ils attribuent cette différence au relâchement des mœurs et à l'i-
gnorance des sages-femmes. Le *Pao-tsan-ta-seng-Pien* dit : «Jadis
un accouchement ne présentait aucune difficulté, mais l'ignorance

des sages-femmes en a fait une affaire. » Il raille les accoucheuses
qui attribuent les accidents à l'influence des mauvais génies. « Il n'y
a rien de surnaturel dans ce monde, dit-il, l'ignorant seul voit des
miracles dans les choses qu'il ne peut comprendre. » Il conseille à la
patiente le calme d'esprit et le courage; il recommande de ne pas
suivre aveuglément les conseils de la sage-femme, « désireuse
d'exagérer la gravité des cas pour faire croire à son habilité; » il
prescrit enfin de laisser, autant que possible, agir la nature et de
ne pas entraver ses effets par des actes malencontreux ; « car la nais-
sance d'un enfant est une chose aussi simple que la chute d'un fruit
mûr qui se détache de l'arbre. »

FIN.

Paris. — A. PARENT, Imprimeur de la Faculté de Médecine, rue Monsieur-le-Prince, 31.